Es fácil dejar de fumar con el CIGARRILLO ELETRÓNICO

Libre de Malos Humos - Smoke-Free e-Cig 1.0

Diego Molina Ruiz

I0494185

1

Es fácil dejar de fumar con el CIGARRILLO ELETRÓNICO

Libre de Malos Humos - Smoke-Free e-Cig 1.0

Diego Molina Ruiz

Es fácil dejar de fumar con el
CIGARRILLO ELECTRÓNICO

Libre de Malos Humos - Smoke-Free e-Cig 1.0

Diego Molina Ruiz

3

Es fácil dejar de fumar con el CIGARRILLO ELETRÓNICO

Libre de Malos Humos - Smoke-Free e-Cig 1.0

Diego Molina Ruiz

NOTA

El conocimiento científico-técnico se encuentra en constante desarrollo. Conforme surjan nuevos conocimientos, se requerirá incorporar estos al proceso científico-técnico. Los editores y los autores se han esforzado para que los conocimientos contenidos en este libro sean precisos y acordes con lo establecido en la fecha de publicación. Sin embargo, ante los posibles errores humanos, cambios y desarrollo de los conocimientos científico-técnicos, ni los editores ni cualquier otra persona que haya participado en la preparación de la obra garantizan que la información contenida en ella sea precisa o completa; tampoco son responsables de los errores u omisiones, ni de los resultados que con dicha información se obtengan. Los editores y autores no pueden garantizar la exactitud de toda la información contenida en este libro referida a la aplicación de técnicas, procedimientos o conocimientos. En cada caso individual el lector deberá verificar esta información y contenidos expuestos, mediante la consulta de la literatura pertinente.

Título de la obra: Es fácil dejar de fumar con el CIGARRILLO ELECTRÓNICO
Libre de Malos Humos - Smoke-Free e-Cig 1.0
Editado por Molina Moreno Editores.
TODOS LOS DERECHOS RESERVADOS, respecto a la presente edición, por
MOLINA MORENO EDITORES © 2014
molina.moreno.editores@gmail.com
Primera edición: Febrero 2014
Autor de la obra: Diego Molina Ruiz
ISBN-13: 978-1496054821
ISBN-10: 1496054822

Dedicatoria

A todos mis familiares, pacientes, amigos, compañeros, alumnos, vecinos y demás personas que siempre han creído en la dedicación y esfuerzo para conseguir todos los objetivos propuestos, mostrándome todo su apoyo y consideración en todo momento.

¡Salud y Ánimo!

Es fácil dejar de fumar con el CIGARRILLO ELETRÓNICO

Libre de Malos Humos - Smoke-Free e-Cig 1.0

Diego Molina Ruiz

Prólogo

En el día de hoy, me ha motivado a escribir el presente libro, la ilusión que me produce cada día, tener un trabajo que me brinda la oportunidad de ayudar a los demás, en los momentos que más lo necesitan, tanto en mi Unidad de Gestión Clínica como en la Universidad, unido a la satisfacción que me producen todas aquellas personas que logran dejar de fumar por completo y se mantienen libres de malos humos.

En concreto, muchas de las personas a las que he tratado en las terapias avanzadas contra el tabaquismo tanto individuales como de grupo, me han enseñado ellas mismas, lo fácil que les resulta la reducción gradual, de la cantidad de nicotina que ingieren, utilizando el cigarrillo electrónico. Una vez consiguen este primer objetivo de reducción, el seguimiento y finalmente con el apoyo que les proporciono en el transcurso de las sesiones, todas ellas me refieren lo sencillo que les ha resultado todo el proceso seguido, animándome a plasmar estas experiencias en un libro que pueda ayudar a otras personas que igualmente lo necesiten.

Es por todo lo expuesto anteriormente, la razón por la cual en estos momentos, me he decidido a poner a disposición de todas aquellas personas que lo necesiten estas experiencias con la confianza plena que puedan ser de alguna ayuda a tantas personas que hasta ahora se siguen viendo privadas de la independencia que proporciona una vida sana y libre de malos humos.

Diego Molina Ruiz

Índice

Es fácil dejar de fumar con el CIGARRILLO ELETRÓNICO

Libre de Malos Humos - Smoke-Free e-Cig 1.0

Diego Molina Ruiz

Diego Molina Ruiz

Capitulo 1
Cigarrillo electrónico

Los cigarrillos electrónicos (e-cigs.) son dispositivos con forma de cigarrillo convencional que liberan determinadas dosis de nicotina sin mediar combustión sino a través de un proceso de calentamiento electrónico de la nicotina (Wayne 2006).

En otras palabras, el llamado cigarrillo electrónico (o también llamado "eCig", "eCigarrillo", "eCigarro", "eCigar" o "Vaporizador Electrónico") es un sistema electrónico inhalador destinado a simular y sustituir el consumo del tabaco. Generalmente utiliza una resistencia y una fuente eléctrica para calentar y vaporizar una solución líquida. Este vapor puede liberar nicotina o incluir solamente aromas. Su diseño suele imitar a los cigarrillos y puros.

Es conveniente aclarar que los beneficios y riesgos sobre el uso de los cigarrillos electrónicos están todavía hoy generando una gran polémica al respecto, pues los estudios de investigación aparecidos hasta el momento no han reflejado una evidencia clara y total en uno u otro sentido, es por todo ello que tengo la esperanza de que en un futuro no lejano podamos contar con la seguridad plena de su uso, como hasta ahora parece ser.

El cigarrillo electrónico se nos presenta como una alternativa al tabaco tradicional para fumar con menos riesgos para la salud, o como terapia de reemplazo para dejar de fumar bajando progresivamente los niveles de nicotina, incluso en algunos casos para poder seguir "fumando" en lugares donde se están comenzando a desaconsejar, precisamente por no disponer de unos datos fiables que evidencien su inocuidad, en principio parece más que seguro, el hecho de ser muchísimo menos dañino para la salud que fumar tabaco.

Todos los fabricantes coinciden en que la falta de alquitrán y otros muchos componentes malignos, así como una ausencia de humo del tabaco, hace que los dispositivos sean más seguros que los cigarrillos convencionales. Por otra parte, la investigación de la revista médica británica The Lancet llegó a declarar a los eCigarrillos como el método más eficaz, entre otras terapias de reducción gradual de la nicotina para ayudar a dejar de fumar.

El acto de fumar un cigarrillo electrónico se llama "vapear" y las personas que fuman estos cigarrillos electrónicos son los denominados "vapers" o bien "vapeadores". Por definición, "vapear" es el acto de la inhalación de vapor de agua a través de un vaporizador personal o cigarrillo electrónico. Los fumadores que desean eliminar la nicotina de sus vidas por completo están utilizando productos de nicotina cero, así pueden disfrutar del "hábito", sin los efectos nocivos. Por otra parte el Vapeo elimina 4.000 sustancias químicas y compuestos cancerígenos que provienen del humo de los cigarrillos reales, sin poner en peligro el acto de "fumar" en sí. El Vapeo también puede contener nicotina, que al ir reduciéndola gradualmente es una opción para disminuir la adición a la nicotina y dejar el consumo de tabaco.

Evidentemente lo mejor siempre será dejar de fumar por completo. Pero en aquellos casos en los que no se logra este objetivo, el vapear siempre será una alternativa mucho más segura, pese a que sigue siendo una experiencia relativamente novedosa, pues ahora disponemos ya, de algunos estudios de investigación más prometedores que muestran que vapear es una práctica mucho más segura que fumar.

Capitulo 2
Inicios del eCigarrillo

Fue en 1968, cuando Herbert A. Gilbert patentó "un cigarrillo sin tabaco sin humo". En su patente, Gilbert describió cómo su dispositivo funcionaba, por "sustitución de tabaco y papel en combustión con aire aromatizado caliente y húmedo." El Dispositivo de Gilbert no involucra nicotina, y los fumadores del dispositivo de Gilbert disfrutaron un vapor saborizado. Los intentos de comercializar el invento de Gilbert fallaron y su producto cayó finalmente en el olvido. Sin embargo, nos merece una mención como la primera patente para un cigarrillo electrónico.

Mucho más conocido es la invención del farmacéutico chino Hon Lik, quien patentó el primer cigarrillo electrónico basado en nicotina en 2003. Al año siguiente, Hon Lik fue la primera persona en fabricar y vender ese producto, por primera vez en el mercado chino y luego a nivel internacional. Desarrollado en China por Hon Lik de Ruyan, el producto ya patentado se vende en Europa, Estados Unidos y Japón.

Este aparato adopta la forma de una pajita, ligeramente más larga que un cigarrillo normal, éstos que imitan exactamente a un cigarrillo normal no suelen ser una opción adecuada por lo general, aunque los hay en formatos más voluminosos, equivalente a puros y pipas que cuentan con mucha más autonomía.

Dependiendo del tipo de cigarrillo electrónico, los cartuchos son válidos para realizar entre 40 y 400 caladas. Los cartuchos pueden ser de muchos tipos y principios de funcionamiento: cartuchos con perlón que absorbe el eLiquido a vaporizar y pueden ser de diferentes formas como redondos, semiplanos y planos, los cartomizadores (que llevan cartucho + atomizador en una sola pieza), son desechables o sirven para tres o cinco recargas, los claromizadores algunos transparentes, los eTank y algunos más que se van inventando e incorporando, cada uno tiene sus pro y sus contras, vacíos pueden reemplazarse por otro nuevo o bien rellenarse con más solución. Esta solución, también llamada a veces "e-líquid", se vende a menudo en frascos de 5 a 30 ml. La solicitud de patente de Ruyan menciona cuatro fórmulas diferentes para la solución de nicotina.

El contenido de el líquido para la producción de vapor en los cigarrillos electrónicos, comúnmente conocido como eLíquido, es una solución de propilenglicol (PG), glicerina vegetal (VG), y / o polietilen-

16

glicol 400 (PEG400) mezclado con sabores concentrados; y opcionalmente, una concentración variable de la nicotina. No hay combustión ni de químicos ni de papel.

En declaraciones del propio inventor, nos afirma: "Fumar es lo menos saludable en la vida cotidiana de las personas... He hecho una gran contribución a la sociedad", dijo el Honorable Lik, de 57 años, en una pequeña oficina en Beijing, mientras enviaba al aire bocanadas de vapor. "Pero yo no vivo como una persona rica, debido a todos los problemas a los que nuestra empresa se ha enfrentado." El señor Hon, es un hombre de voz suave, procedente del noroeste de China, es el co-fundador de Ruyan, una compañía que ha producido los cigarrillos electrónicos y e-cigarros, a partir de 68 yuanes (8 € o $11 USD), desde hace más de una década.

Unos precoces diseños de los primeros eCigarrillos fueron elaborados en los EE.UU. en la década de 1960, pero a Hon, se le reconoce entre los expertos de la industria como la primera persona en desarrollar una versión comercial viable. Él llegó con su diseño en 2003, mientras trabajaba como investigador médico y tratando de dejar el hábito de más de un paquete al día que había desarrollado desde su adolescencia. En uno de sus sueños, dijo que se encontraba ahogado en un mar que se convirtió en una nube de vapor, dándole la inspiración para el producto que garabateó en una libreta de su mesita de noche. Un año pasó perfeccionando el diseño, dijo, y después las ventas despegaron, ya en 2006 Ruyan estaba "produciendo 24 horas al día cuando la demanda seguía siendo superior a la oferta". Él espera que su invención pueda eventualmente reemplazar al cigarrillo convencional por completo y tal vez le traiga el reconocimiento que dice que se merece. "Es como una cámara digital, tomando el relevo de la cámara analógica. Se necesita tiempo", dijo. "Mi fama depende del desarrollo de la industria del eCigarrillo. Tal vez en 20 o 30 años pueda ser muy famoso."

Capitulo 3
Libre de malos humos

Con el eCigarrillo se dispone de un producto único que calienta un líquido que puede o no contener nicotina para producir vapor. Este vapor es inhalado por la persona que lo utiliza. Podrá deleitarse del acto de "vapear" sin tener que hacer frente al humo, las cenizas, la combustión, el olor o todo lo malo de los cigarrillos de tabaco tradicionales.

Día a día se está desprendiendo de la imagen de un artilugio sofisticado y va ganando más adeptos como una forma bastante eficaz para dejar de fumar, con el respaldo de un número creciente de estudios favorables, algunos informes científicos y médicos destacan cada vez más que la peligrosidad de los eCigarrillos es muy inferior a la de los verdaderos cigarrillos, causantes de la muerte de más de cinco millones de personas por año en todo el mundo, según datos de la OMS. Aunque las autoridades sanitarias de los países occidentales afirman que aún es prematuro evaluar los impactos a medio y largo plazo de un fenómeno tan reciente. Lo que podemos tener muy claro es el hecho de que se trata de un producto para personas que ya sufren de adicción al tabaco, y nunca debe convertirse en un producto de iniciación.

El cigarrillo electrónico es el mayor avance para cualquiera que esté deseoso de abrazar la tecnología y darle una oportunidad. Fumadores de todo el mundo han hecho la transición y muchos otros están considerando hacerlo por múltiples razones. Muchos han elegido utilizar el eCigarrillo como una alternativa para el tabaco en zonas en las que no se permite fumar tabaco, mientras que otros están usando el eCigarrillo para dejar de fumar de forma definitiva.

Unos estudios realizados por la Universidad de East London han probado recientemente que casi todos los fumadores (9 de cada 10) que usaron un cigarrillo electrónico han dejado de fumar tabaco por completo. Muchas de estas personas eran fumadores desde hace bastante tiempo que habían tratado otros medios y fracasado en el pasado. Sin embargo, en la última década el eCigarrillo ha desmentido a los críticos quienes aseguraban que aumentaría la dependencia a la nicotina, cuando en la práctica ha salvado vidas al liberar a la gente de su adicción a la nicotina.

El citado estudio además brindó un informe de los beneficios para la salud que estas personas experimentaron durante su participación. Tosieron menos, su respiración mejoró bastante y contaron con mucha más energía/motivación. Asimismo informaron que su piel lucía mejor y que tenían la boca notablemente "limpia" y el aliento más fresco. No hay duda que un eCigarrillo puede ayudar a los fumadores de vicio a librarse de su desagradable hábito de fumar tabaco. El cigarrillo electrónico es prácticamente un artículo novedoso y como cualquier producto nuevo en el mercado, se están realizando mejoras y más estudios sobre el producto.

Concretamente, en España los adeptos a los cigarrillos electrónicos cada vez aumentan más y confirman también que esos nuevos productos han contribuido a que dejen de fumar tabaco, por otra parte, una de las tiendas online de cigarrillos electrónicos más visitadas de España, asegura que el porcentaje de sus clientes que dejan el tabaco por completo con los cigarrillos electrónicos, está bastante por encima del 80% y de ser ciertos estos datos, se puede comprobar que es un producto bastante eficaz contra el tabaquismo.

Así pues, los estudios hasta ahora han demostrado a críticos y opositores que el eCigarrillo es de hecho una solución real para los fumadores que desean vivir más, más sanos y con una vida libre de malos humos. Los números no mienten, ya que 9 de cada 10 fumadores que han intentado dejar de fumar tabaco con un eCigarrillo, lo lograron.

Capitulo 4
Es fácil dejar de fumar

Muchas personas piensan que fumar es un hábito muy difícil de dejar, a lo largo de este libro intentaré mostrar que no es así, de hecho es fácil dejar de fumar, muchas lo logran cuando se lo proponen a ellas mismas, lo consiguen con facilidad. Llegados a este punto, en clave de humor citaré este chiste: *"Dejar de fumar es muy fácil, yo mismo lo he dejado miles de veces"* (la clave está en la moraleja: *"Lo importante es mantenerse sin fumar"*).

Estoy convencido, en base a mi experiencia como terapeuta, que cuando una persona hace una lectura positiva y con mente abierta no sólo disfruta de los consejos leídos, sino que también puede conseguir su propósito de dejar de fumar. De hecho en las terapias avanzadas contra el tabaco tanto individuales como de grupo utilizo siempre diferentes lecturas de apoyo para dejar de fumar de forma fácil, progresiva y dinámica. Con unos índices de éxito y satisfacción muy gratificantes para mí.

Para aquellas personas que lo han intentado sin éxito, con miedo a un nuevo fracaso o que piensan que por sí solos nunca van a poder dejar de fumar, les aconsejo que den ese gran paso de buscar ayuda profesional para dejar de fumar. Los profesionales podemos orientar sobre las necesidades individuales de cada persona, aconsejando aquella terapia que mejor se adapta a sus necesidades en concreto. De entre todas las diferentes terapias existentes, en estos momentos cabe destacar, la reducción gradual de la dependencia a la nicotina con apoyo psicológico, proceso fácil y de probados resultados con éxito. En la reducción gradual de la nicotina, podemos optar por apoyarnos en otras terapias, como la farmacológica, las técnicas de relajación, e incluso como muchos han adoptado ya, el uso del cigarrillo electrónico, entre otras muchas, pero siempre aparejadas, a terapias asertivas y conductuales que de esta forma, resulta sorprendentemente fácil conseguir nuestro objetivo.

En algunos casos, la adicción psicológica y química (nicotina) son uno de los grandes problemas para dejar el hábito. Muchas personas han tratado de dejar el tabaco por sí solas, con diversos fármacos, chicles, caramelos y otras incontables maneras sin obtener un resultado satisfactorio. Pero, pensemos por un momento, en la posibilidad de seguir "fumando" sin las consecuencias tan dañinas del habito, aunque nos parezca inverosímil, esto es posible con los cigarrillos electrónicos, pues son una alternativa real para

24

aquellos fumadores, a los que les cuesta mucho dejar de fumar, o que simplemente no desean renunciar completamente a este hábito. Así pues, los cigarrillos electrónicos son capaces de recrear en un nivel alto la "experiencia" de un fumador regular, e incluso, no presentan las consecuencias negativas asociadas a fumar tabaco, aportando otras muchas ventajas. Los cigarrillos electrónicos contienen la nicotina necesaria para el fumador, al igual que los fármacos, parches o chicles de nicotina, pero además, satisfacen también el hábito "visual" del cigarrillo en la mano y el "humo" (en forma de vapor), por otra parte, es económicamente más barato que el cigarrillo de tabaco y se ofertan en diferentes sabores. Otra de sus ventajas es que no hace daño al fumador o a los que lo rodean (fumadores pasivos), pues no contiene ninguno de los componentes cancerígenos del tabaco, gracias a esto, puede ser utilizado sin ningún problema en el interior de algunos locales, a los que no alcanzan las habituales restricciones del fumar. En definitiva, los cigarrillos electrónicos pueden ser una considerable alternativa, para todos aquellos fumadores que desean probar algo novedoso, diferente, atrayente y en cierta manera no desean renunciar al hábito de una manera radical.

Uno de los grandes dilemas del cigarrillo de tabaco, es que los fumadores no ven el daño del hábito inmediatamente. Las consecuencias de fumar pueden tardar años en aparecer, pero lo cierto es que antes o

25

después terminan por aparecer. Este hecho que pudiera parecer indiferente, en realidad constituye una dificultad añadida al buen desarrollo de algunas campañas contra el tabaquismo, en el sentido de que el fumador empedernido, no llega a sentirse amenazado, por los efectos perjudiciales del tabaco, con lo cual no suele intentar el dejar de fumar y por ende nunca nos pediría ayuda a los profesionales de la salud. Por otra parte cuando eventualmente lo hacen suelen ser por presiones externas a su verdadera voluntad de dejar el hábito. De todos es sabido, la dificultad que estas personas en concreto presentan, a la hora de dejar un hábito, que ha sido su inseparable compañero de viaje durante tantos años. En los últimos años de terapia contra el tabaco, he podido constatar, y reconozco que me he sorprendido gratamente, al observar el éxito obtenido por estas personas, que con gran satisfacción, me aseguran lo fácil que para ellas ha sido el proceso de dejar de fumar, con la ayuda del cigarrillo electrónico, para conseguir reducir gradualmente toda su adición a la nicotina, durante las semanas que han durado nuestras sesiones de terapia de grupo. Unas y otras fueron aconsejándose el uso del cigarrillo electrónico, para facilitar todo el proceso, hasta tal punto que cada día veo a más y más personas que consiguen el objetivo de dejar de fumar fácilmente.

Es por todo lo aquí expuesto que puedo afirmar que: *"Es fácil dejar de fumar"*.

Ahora si has realizado una lectura positiva y con mente abierta, como te he aconsejado, todo depende de ti, inténtalo y si fuese necesario pide ayuda.

¡Salud y Ánimo!

Es fácil dejar de fumar con el CIGARRILLO ELETRÓNICO

Libre de Malos Humos - Smoke-Free e-Cig 1.0

Diego Molina Ruiz

REFERENCIAS BIBLIOGRÁFICAS

-*European Comision. Health & Consumer Protection Directorate-General. Electronic Cigarettes and the EC legislation. Orientation Note. Brussels 22.05.2008.*

-*FDA. E.Cig Technology Inc. Update 9/09/2010.*

http://www.fda.gov/ICECI/EnforcementActions/WarningLetters/ucm225187.htm

-*Tomar SL. Epidemiologic perspectives on smokeless tobacco marketing and population harm. Am J Prev Med 2007;33 (6 Suppl) S387-S397*

-*Wayne GF. Potencial reduced exposure products (Prep.) in industry trial testimony. Tobacco Control 2006; 15 °(Suppl IV): iv90-iv97*

Es fácil dejar de fumar con el CIGARRILLO ELETRÓNICO

Libre de Malos Humos - Smoke-Free e-Cig 1.0

Diego Molina Ruiz

Nota del Autor

Para cualquier consulta o duda, relacionada con el presente libro, o bien con el problema del tabaquismo, quedo en todo momento a disposición de los lectores en la siguiente dirección:

TAVA - Terapia Avanzada Virtual Antitabaco

dejadefumarconayuda@gmail.com

ADVERTENCIA: La información contenida en el presente libro se encuentra reservada y va dirigida exclusivamente a personas adultas con problemas de adicción al tabaco y sus familiares adultos.

QUEDA TERMINANTEMENTE PROHIBIDO SU DIFUSIÓN Y DISTRIBUCIÓN A LOS MENORES DE 18 AÑOS DE EDAD